AF310904

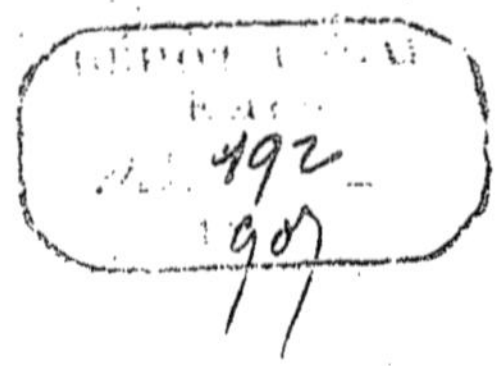

HYGIÈNE MILITAIRE

DE L'INFLUENCE DES ÉPIDÉMIES
DE LA POPULATION CIVILE
SUR L'ÉTAT SANITAIRE DE L'ARMÉE

Par le Dr CONOR, Médecin-major.

M. le Médecin Inspecteur VAILLARD a récemment[1] attiré l'attention de l'Académie de médecine sur les conditions de l'application de la loi du 15 février 1902 au sujet de la déclaration obligatoire des maladies contagieuses. Il a particulièrement insisté sur l'influence que peut avoir, au point de vue de l'état sanitaire de l'armée, la non-observance de cette loi.

D'autre part, MM. les professeurs LEMOINE et SIMONIN, à propos d'une enquête très documentée sur l'habitation du soldat[2], ont affirmé le rôle important du milieu urbain dans la morbidité militaire.

Il est en effet bien démontré que l'armée, loin d'avoir, d'une façon générale, une action fâcheuse sur la santé de la population civile, reçoit au contraire de cette population la plupart des épidémies qu'elle subit. Ce fait indéniable, que tous les médecins militaires ont vu nombre de fois se réaliser, n'est pas admis par tous. Hâtons-nous de dire que de nombreuses raisons extra-médicales sont souvent la cause de cette opinion du public que les municipalités ont tout intérêt à ne pas contredire.

Dès 1878, M. le Médecin Inspecteur COLIN démontrait à l'Académie de Médecine que, pour la plupart des épidémies de fièvre typhoïde dites « de caserne », le soldat était, non point la cause, mais la victime de l'insalubrité urbaine ; et que, si souvent il était le premier atteint, c'était en raison de son âge, de sa qualité de nouveau venu. Le troupier constitue, comme

---

1. Académie de médecine. 6 juin 1905.
2. *Bulletin médical*, 16 mai 1906.

il a été surabondamment démontré, un réactif d'une exquise sensibilité, permettant de signaler le mal avant les atteintes de la population civile. Cette dernière est d'ailleurs souvent frappée, elle aussi, sans qu'on le sût ou voulût le savoir.

Le soldat se trouve en effet dans des conditions hygiéniques supérieures à celles de la moyenne de la population au milieu de laquelle il vit. La nourriture, l'eau de boisson, la propreté corporelle, etc., sont l'objet de la sollicitude constante des chefs, corps de santé et commandement. De plus, la vie au grand air, le cubage suffisant des chambres, le mettent dans de bonnes conditions pour résister aux maladies.

Mais la vie en commun, la promiscuité continuelle et inévitable font que, une fois entré dans la caserne, le germe morbide pousse avec rapidité, et l'épidémie s'étend beaucoup plus facilement que dans une population dont les éléments vivent plus ou moins isolés.

Ce germe, le soldat l'apporte du dehors, de sa ville de garnison, des localités où il s'est rendu en permission.

Le soldat ne vit pas en effet qu'à la caserne. Il sort le soir, boit de l'eau plus ou moins potable, se rend dans des maisons où peuvent se trouver soit des malades, soit des gens en incubation ou en convalescence de maladies infectieuses ; et c'est ainsi qu'il se contamine lui-même et apporte au quartier le germe qui deviendra le début d'une épidémie.

Ce n'est pas que le troupier ne puisse tomber malade à la caserne. Il existe des épidémies débutant dans le milieu militaire. On a vu des épidémies de fièvre typhoïde causées à la caserne par un accident survenu aux filtres, aux conduites d'eau, par l'infection d'un réservoir.

De plus, la réviviscence des germes a été admise dans plusieurs circonstances et a fait l'objet d'une discussion à l'Académie de Médecine en 1900.

« Lorsque, dit M. VALLIN [1], des vêtements souillés de crachats rubéoleux ont été gardés plusieurs semaines sous forme de ballot serré et ficelé dans un vestiaire d'hôpital ou d'infirmerie, on comprend que, malgré leur caducité, les germes soient encore capables de transmettre la rougeole à l'homme

---

1. Académie de médecine, 20 février 1900.

qui vient brosser ces vêtements, par exemple, comme dans les cas si explicites cités dans ces dernières années, par MM. KELSCH, LEMOINE, VINCENT, CATRIN, etc. »

Il existe aussi des épidémies de rougeole survenues à la suite de la réfection des planchers de chambres où s'étaient produits des cas antérieurement.

M. KELSCH est de l'avis de M. VALLIN. Il a observé des cas de rougeole, sans contagion apparente, chez des hommes qui n'étaient pas sortis depuis longtemps et n'avaient été en rapport avec aucun malade, mais qui avaient manipulé des effets ayant appartenu à des morbilleux ou nettoyé des chambres habitées par eux.

Il est certain que, dans ces cas, on peut invoquer une contamination indirecte par des tiers, contamination souvent impossible à découvrir. Mais, si la réviviscence des germes est probable, elle constitue une cause rare de l'éclosion d'épidémies.

*
* *

Comment le soldat se contamine-t-il en dehors de la caserne ?

1° Il se contamine dans la ville où il tient garnison ?

2° Il apporte une maladie infectieuse du dehors : jeunes soldats, engagés, permissionnaires, réservistes, territoriaux ;

3° Il se contamine pendant les manœuvres.

1° **Contamination urbaine.** — Elle se fait, soit au contact de malades, soit en raison des mauvaises conditions hygiéniques de la localité.

Le premier mode de contamination s'observe surtout pour les fièvres éruptives.

Voici, par exemple, une épidémie de rougeole survenue dans la garnison d'Alençon en 1899, ayant donné lieu à 38 atteintes, et qui fut importée par un soldat ordonnance ayant contracté la maladie en ville.

Une autre fois (Issoudun 1899), le premier malade fut un officier contaminé par son enfant.

A Châteauroux (1898), les deux premiers cas d'une épidémie de scarlatine se déclarèrent, fin août, dans une compagnie qui, à l'occasion de l'arrivée des réservistes, avait dû occuper le bâtiment du lycée. Or, plusieurs élèves avaient été atteints à la fin de l'année scolaire.

A Rodez (1896), la scarlatine fut importée par un homme qui avait séjourné dans une maison de la ville, où se trouvait un enfant malade de cette affection.

On observe très fréquemment que la maladie règne depuis un certain temps en ville quand la population militaire est atteinte : Le Mans (1899, rougeole) ; Brive (1899, rougeole) ; Saintes (1903, rougeole) ; Briançon (1901, scarlatine) ; Tours (1903, scarlatine) ; Melun (1896, oreillons) ; Grenoble (1896, oreillons), etc., etc.

Les cas dus à cette contamination urbaine sont très nombreux.

Nous voyons en effet que pendant dix années[1], 223 épidémies de rougeole sont dues à la contamination du milieu militaire par des malades du milieu urbain. Or, ces 223 épidémies ont causé 13.296 cas sur un total de 51.890 constatés dans ces dix dernières années, soit le quart.

Pour la scarlatine, durant cette même période, on a constaté 107 épidémies dues à la contamination urbaine, ayant causé 4.875 cas sur 28.136 observés dans l'armée, soit le sixième.

Les oreillons ont donné lieu à 89 épidémies reconnaissant cette même cause, avec 8.213 cas sur 65.599, soit le huitième.

Enfin, la diphtérie vient avec 23 épidémies d'origine urbaine avec 1.149 cas sur 5.338, soit le quart.

Ces chiffres montrent l'importance de cette cause de contamination.

Mais, en ville, le soldat peut s'infecter sans approcher des malades. Les conditions d'insalubrité de la localité suffisent souvent, ainsi que la mauvaise qualité de l'eau de boisson.

La fièvre typhoïde nous en fournit de nombreux exemples.

En 1899 se produisit à Saint-Maixent une très grave épidémie de fièvre typhoïde (257 cas, 36 décès) : la présence de nombreux germes putrides et du colibacille dans l'eau de la ville justifia les soupçons qui pesaient sur elle et expliqua la contamination des populations civile et militaire.

1. Statistique médicale de l'armée (troupes métropolitaines) : de 1894 à 1903.

A Toulon (1899, 60 cas), l'épidémie fut justement rapportée à la mauvaise hygiène urbaine, à l'infection du sol, à la mauvaise qualité de l'eau.

L'eau de boisson est encore incriminée à Valence (1898), Castres (1898), Rouen (1903), etc.

Les exemples de ce genre sont extrêmement nombreux.

A Vienne (1898), l'épidémie de dothiénentérie fut causée par l'épandage des matières fécales qui se pratiquait sur une vaste échelle dans les jardins maraîchers environnant le quartier et dont les effets se traduisirent soit par l'ingestion de légumes crus, soit par l'inhalation de poussières virulentes.

De 1894 à 1903 inclus, nous trouvons 312 épidémies de fièvre typhoïde rapportées à la contamination par l'eau des villes ou aux mauvaises conditions de salubrité des localités de garnison, avec 13.577 cas sur un total de 29.287, soit près de la moitié.

En ce qui concerne les autres affections contagieuses, il est bien certain que ces conditions hygiéniques influent également sur l'état sanitaire et les conditions de réceptivité des habitants, et partant des troupes.

Nous voulons ajouter un mot au sujet des affections vénériennes.

Ces maladies sont aussi contractées dans la population civile. Dans l'armée, la lutte est bien organisée. Elle s'effectue par le traitement immédiat et complet de tout homme atteint qui n'est rendu à la vie commune que lorsqu'il n'est plus contagieux, et par les mesures prophylactiques consistant en visites périodiques de santé, conférences, etc. Ces efforts sont couronnés de succès. Des derniers travaux se dégage l'impression de l'augmentation des maladies vénériennes dans la population civile, alors qu'on note leur décroissance dans le milieu militaire. Ainsi, en prenant l'ensemble des cas de blennorragie, chancre mou et syphilis, nous constatons, pour 1.000 hommes d'effectif, une morbidité de 35,3 en 1894, de 28,6 en 1894 et de 27,1 en 1903.

Les atteintes les plus nombreuses sont contractées dans les débits de boisson avoisinant les casernes et où s'exerce la prostitution clandestine. Mais la prostitution surveillée (maisons publiques ou femmes en cartes) est souvent incriminée, ce qui démontre la fréquente inefficacité de la surveillance.

2° Contamination extérieure. — Mais l'armée ne se contamine pas que dans la ville où elle tient garnison, et les causes morbigènes peuvent provenir du dehors.

Ainsi, par exemple, voici un permissionnaire qui se rend dans une localité où règne la rougeole. Il rentre à la caserne, et quelques jours après se présente à la visite porteur d'une éruption caractéristique. Bientôt, d'autres militaires sont atteints, et on assiste à une épidémie. Telle est la genèse des épidémies de rougeole de Poitiers (1895), Nevers (1899), Verdun (1902), Auxerre (1903). Il en est de même pour la scarlatine : Sens (1895), Brive (1898), Le Mans (1900), Granville (1902) ; pour les oreillons : Alençon (1897), Auxonne (1901), Blois (1903) ; pour la diphtérie : Bourges (1901), etc., etc.

Une autre fois c'est un jeune soldat qui, arrivant au régiment, y importe une affection contagieuse, point de départ d'une épidémie. C'est ce que nous observons pour la rougeole : Dijon (1894), Belfort (1896), Poitiers (1900) ; pour la scarlatine : La Fère (1896), Lure (1899), Châtellerault (1902) ; pour les oreillons : Mézières (1896), Embrun (1900), Castres (1903) ; pour la diphtérie : Joigny (1901), etc.

L'importation peut être due à des réservistes ou des territoriaux, comme dans les épidémies de rougeole à Langres (1903); de scarlatine à La Rochelle (1897), Boulogne (1902) ; d'oreillons à Dijon (1897), Modane (1902), etc.

Les faits de contamination par les permissionnaires, les jeunes soldats, les réservistes sont très nombreux.

Nous voyons, en ce qui concerne la rougeole, que pendant dix années (1894-1903), 171 épidémies sont dues à ces importations d'origine extérieure, avec 8.079 cas sur 21.239 observés dans l'armée entière.

La scarlatine nous fournit 54 épidémies de ce genre, avec 1.453 cas sur une totalité de 28.136.

Dans ces mêmes conditions, nous trouvons les oreillons avec 61 épidémies ayant causé 4.856 atteintes sur un total de 65.599.

D'ailleurs les courbes annuelles de ces diverses maladies atteignent leur maximum au moment de l'arrivée des jeunes soldats (novembre), puis de la rentrée des permissions du Jour de l'An (janvier) et de Pâques (mars-avril).

3° Contamination pendant les manœuvres. — Il est fréquent de voir des militaires contaminés au cours d'exercices à l'extérieur (grandes manœuvres, séjours aux camps, etc.), à la suite d'un séjour dans une maison, dans un cantonnement où règne une affection contagieuse, et devenir ainsi le point de départ d'épidémies.

La rougeole a, de cette façon, donné lieu à 6 épidémies dues aux manœvres, avec 54 cas.

La fièvre typhoïde frappe aussi l'armée de cette manière, soit que le soldat s'infecte au contact d'une épidémie urbaine, soit qu'il séjourne dans une localité dont la mauvaise qualité de l'eau ou de déplorables conditions d'hygiène sont la cause de l'infection. La dothiénentérie contamine surtout les troupes alpines qui exécutent des manœuvres de longue durée. Les formes en sont ordinairement graves, la maladie frappant des hommes fatigués et en moindre état de résistance. On compte (de 1894 à 1903) 87 épidémies de fièvre typhoïde dues à la contamination pendant les manœuvres, avec 2.034 cas.

Nous venons de voir les principaux modes de contamination du milieu militaire par les germes morbides provenant de la population civile.

Si ce phénomène est de beaucoup le plus fréquent, si, en fait de maladies infectieuses, l'armée reçoit incomparablement plus qu'elle ne donne, on ne peut nier l'influence que peut avoir une épidémie militaire sur la population d'une ville de garnison.

Un permissionnaire, un jeune soldat provenant d'une localité contaminée peut apporter la rougeole à la caserne, d'où l'épidémie pourra s'étendre en ville.

De même, un homme en incubation se rendant en permission pourra donner la rougeole à un membre de sa famille et devenir ainsi la cause d'une épidémie urbaine.

Mais, comme nous le disions plus haut, ce phénomène est loin d'être fréquent. Les nombreuses et précoces désinfections pratiquées à la caserne, les visites de santé, l'isolement de tout malade suspect à l'infirmerie ou à l'hôpital, enfin les visites

médicales passées avant tout départ en permission, réduisent
au minimum les chances de contamination du milieu civil par
l'élément militaire.

Les maladies infectieuses contractées par le soldat et provenant de la population civile sont donc nombreuses. En effet, en
additionnant les cas de ces affections pouvant être rapportées
à cette origine (villes de garnison, arrivée de jeunes soldats,
permissionnaires, réservistes, manœuvres), nous trouvons les
chiffres suivants, pendant la période décennale 1894-1903.

La *rougeole* nous fournit 400 épidémies avec 21.239 cas sur

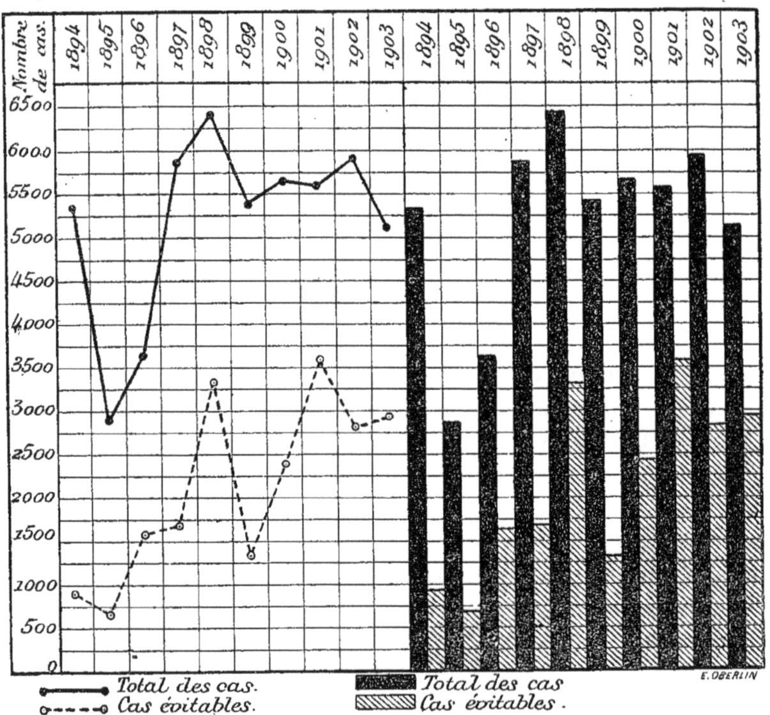

Tableau 1. — Rougeole.

un total de 51.890 pour toute l'armée, soit presque la moitié.

La *fièvre typhoïde* est à peu près dans les mêmes conditions,
puisqu'on compte 404 épidémies nées en dehors du milieu
militaire avec 15.775 cas sur un total de 29.287.

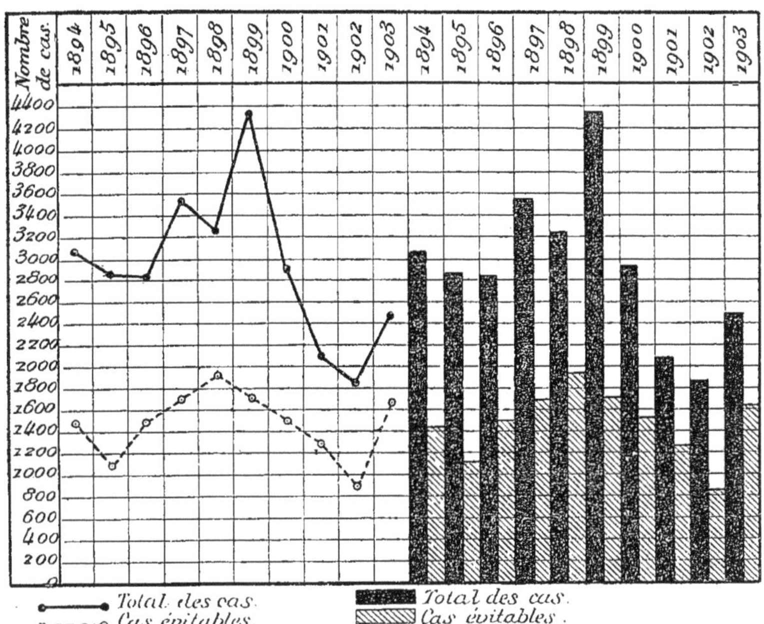

Tableau 2. — Fièvre typhoïde.

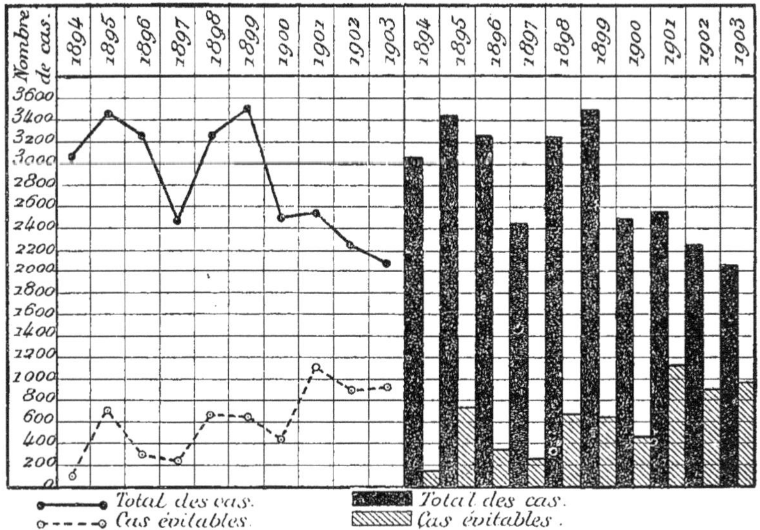

Tableau 3. — Scarlatine.

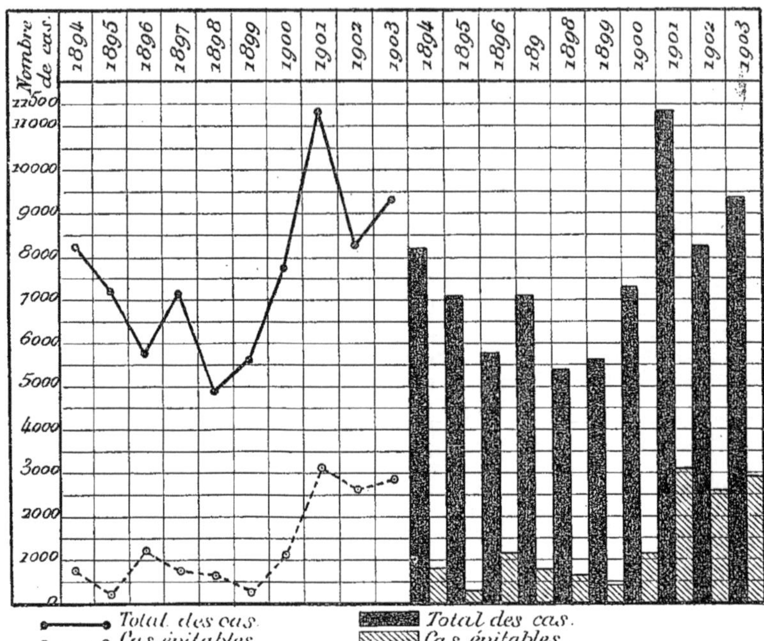

Tableau 4. — Oreillons.

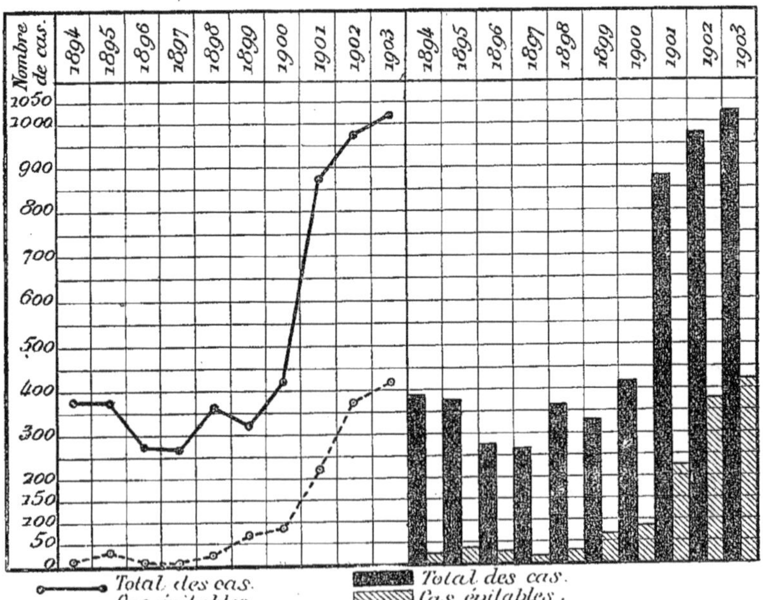

Tableau 5. — Diphtérie.

Pour la *scarlatine*, on constate 162 épidémies avec 6.338 cas sur 28.136, soit le quart.

Pour les *oreillons*, 151 épidémies avec 13.094 cas sur 65.599, soit le cinquième.

Enfin, pour la *diphtérie*, nous trouvons 24 épidémies avec 1.283 cas sur 5.338, soit le quart.

Ce ne sont pas des chiffres négligeables. Et si l'on considère que ces maladies infectieuses dues à la population civile sont, pour ainsi dire et en grande partie, des cas « évitables », il est important de les considérer et d'en faire état.

Mais nous ne voyons là que la morbidité. Si nous envisageons la mortalité, nous verrons combien de vies humaines pourraient peut-être être épargnées.

La mortalité clinique par fièvre typhoïde est, d'après la moyenne prise de 1894 à 1903, de 15 pour 100 malades. Or, les cas que nous avons appelés « évitables » sont au nombre de 13.577, répondant au chiffre de 2.036 décès.

Pour la rougeole, ces cas donnent, en prenant la moyenne de la mortalité clinique, 191 décès. Pour la scarlatine, 190 décès. Pour la diphtérie, 87 décès.

Mais il faut considérer aussi que les hommes atteints qui guérissent sont indisponibles pendant un certain temps et coûtent ainsi à l'Etat comme temps perdu et frais d'hospitalisation. De plus, certains sont réformés.

Les affections épidémiques que nous avons signalées ne sont pas négligeables en effet au point de vue de la gravité. La fièvre typhoïde cause, chez nos soldats, des épidémies très meurtrières ; de même la diphtérie.

Les fièvres éruptives elles-mêmes doivent être prises en considération. La rougeole peut affecter des formes sévères ou donner lieu à des complications redoutables, comme la broncho-pneumonie. De plus, elle constitue la maladie tuberculisante par excellence.

La scarlatine, souvent grave par elle-même, frappe souvent le rein et prépare le mal de Bright.

Enfin les oreillons ne causent que de rares décès, mais atteignent fréquemment les testicules et peuvent amener l'atrophie de ces organes, et partant l'impuissance procréatrice.

Les considérations précédentes nous ont montré le chiffre important, dans l'armée, des affections contagieuses que nous avons appelées « évitables » et des décès qu'on peut leur imputer. Il est évident, comme nous l'avons indiqué plus haut, que ces maladies apportent un retard préjudiciable à l'instruction des contingents. En outre, elles occasionnent de nombreuses hospitalisations et peuvent amener la sortie de l'armée par réforme ou retraite des hommes atteints, ce qui amène la diminution des effectifs et grève le budget.

En ce qui concerne les frais d'hospitalisation, si nous prenons un prix de journée moyen de deux francs et la moyenne du séjour à l'hôpital pour les diverses affections considérées, soit 35 jours pour la fièvre typhoïde, 18 pour la rougeole, 35 pour la scarlatine, 17 pour les oreillons et 21 pour la diphtérie, nous arrivons à une dépense totale de 2.340.225 francs pour la période 1894-1903, soit une moyenne de 234.000 francs par an, pour les affections que nous avons appelées évitables.

Et remarquons que les chiffres des atteintes que nous avons donnés ne doivent être considérés que comme un *minimum*, car nombreuses sont les épidémies dont l'étiologie reste obscure.

Il est donc nécessaire de songer d'une façon sérieuse à la prophylaxie de ces affections transmissibles.

*
* *

Cette prophylaxie peut être comprise sous trois chefs :
1° *Hygiène du milieu militaire.*
2° *Rôle des municipalités.*
3° *Rôle du médecin militaire dans les Conseils d'hygiène.*

1° Nous n'insisterons pas sur le premier point qui ne fait pas l'objet de notre travail. La lutte contre les maladies infectieuses s'exerce d'une manière très serrée dans le milieu militaire.

Les médecins de l'armée s'occupent journellement de l'hygiène du casernement, de la nourriture, de la qualité de l'eau potable, des soins de propreté, de l'entraînement progressif des troupes, afin de mettre l'organisme du soldat en état de résister aux différentes causes morbigènes. Les hommes malades ou simplement suspects sont isolés à l'infirmerie ou à l'hôpital;

les visites de santé, mensuelles en tout temps, sont plus fréquentes s'il y a épidémie, afin de dépister dès le début les affections contagieuses ainsi que les cas frustes. D'autre part, la désinfection de la literie et des effets du malade ou du suspect est faite immédiatement à l'étuve qui existe dans chaque garnison, et les locaux sont également désinfectés dès la constatation d'une maladie transmissible.

2° Mais la prophylaxie doit viser plus loin. Il faut protéger le soldat contre les atteintes du dehors, de la population civile.

Il est nécessaire que l'autorité militaire soit avertie *immédiatement* dès qu'une épidémie, même légère, atteint une localité, afin que celle-ci soit interdite à la troupe, qu'on n'y puisse envoyer aucun militaire en permission, et qu'en manœuvres on n'y fasse point cantonner les régiments.

Mais on peut faire plus. Si, dans une ville de garnison, des cas de maladies transmissibles se sont produits dans un quartier, l'autorité militaire doit en être prévenue afin de pouvoir interdire aux soldats l'accès du quartier contaminé.

Pour cela, il est indispensable que la loi du 15 février 1902 soit rigoureusement appliquée et que nos confrères civils déclarent les maladies contagieuses qu'ils observent, d'une façon exacte et *précoce*. La précocité de la déclaration est en effet d'une importance primordiale pour la prophylaxie, et l'on sait que trop souvent l'affection n'est déclarée que lorsque le malade est atteint depuis quelque temps ou même se trouve en convalescence. La désinfection doit suivre immédiatement la déclaration, elle doit être précoce comme elle.

Mais il est une autre prophylaxie qui s'impose. Nous voulons parler des conditions de salubrité des villes où se trouvent nos soldats.

Le militaire ne choisit pas sa résidence, et chacun sait que les localités qui possèdent des troupes en retirent un sérieux bénéfice. Aussi, il est un principe que les municipalités ne doivent pas perdre de vue, c'est que *le soldat a droit à la salubrité de la garnison qu'on lui impose*, et il est nécessaire de poursuivre et au besoin de prescrire l'assainissement des villes. « Les pouvoirs publics, dit M. le Médecin Inspecteur VAIL-

LARD[1], ne peuvent rester indifférents. Les effectifs de notre armée atteignent l'extrême limite des accroissements. Si on ne peut les augmenter, du moins qu'on les conserve! Un impérieux devoir oblige à l'économie des décès évitables, économie doublement précieuse, puisque chaque vie sauvegardée deviendra la souche de nouveaux soldats. »

Cette prophylaxie, nous pouvons l'étudier chez nos voisins. L'Angleterre est le pays où les progrès de l'hygiène édilitaire ont été les plus considérables dans ces dernières années. La conséquence en a été une diminution très sensible de toutes les maladies infectieuses, dont l'armée a bénéficié. En ce qui concerne la fièvre typhoïde en particulier, l'armée anglaise en est très peu atteinte; et cette immunité n'est pas un privilège de race, comme on l'a prétendu, car le soldat anglais retrouve aux colonies toute sa vulnérabilité[2].

En France, nombre de villes sont encore dans de déplorables conditions d'hygiène. Que de localités dans lesquelles l'eau de boisson n'est pas surveillée, les égouts sont insuffisants, les services de la voirie rudimentaires! Il est bien difficile, dans ces conditions, à l'hygiène du milieu militaire, de contrebalancer l'influence néfaste de l'insalubrité urbaine dont l'armée, réactif d'une sensibilité exquise, est toujours le reflet.

L'étude de la statistique médicale de l'armée permet en effet d'opérer pour ainsi dire un classement des diverses garnisons au point de vue de leurs conditions hygiéniques bonnes ou mauvaises. Beaucoup sont des foyers endémiques de fièvre typhoïde, et c'est dans celles-ci que l'on voit se manifester le plus d'épidémies. Ainsi, pour ne prendre que quelques exemples, la garnison d'Angoulême est atteinte de fièvre typhoïde chaque année de 1894 à 1902; Bar-le-Duc également chaque année de 1894 à 1900. Dans la période décennale 1894-1903, Evreux présente des manifestations épidémiques pendant cinq années, Lunéville pendant sept années, Marseille, Valence, pendant cinq ans.

Il en est de même pour d'autres maladies infectieuses. En prenant toujours la période 1894-1903, on voit que Chartres a

1. *Recueil des Travaux du Comité consult. d'hygiène publique,* 1899.
2. LONGUET. *Archives de médecine militaire.* XII, p. 216.

subi des épidémies de rougeole pendant cinq années ; de même Montauban ; Toulouse, quatre années.

La scarlatine, les oreillons, la diphtérie font de même. On connaît, en ce qui concerne cette dernière affection, la vulnérabilité du IXe corps d'armée où la diphtérie sévit avec intensité dans la population civile.

3° Dans cette défense de l'armée contre les affections contagieuses provenant du dehors, le médecin militaire a également un rôle à tenir.

Les Ministres de la Guerre et de l'Intérieur l'ont bien compris en prescrivant aux Préfets de nommer un médecin de l'armée membre titulaire des Conseils d'hygiène départementaux ainsi que des Commissions sanitaires, prévus par la loi du 15 février 1902. (Circulaire de M. le Ministre de l'Intérieur aux Préfets en date du 6 avril 1904.)

Il est nécessaire en effet que le médecin militaire n'ait pas seulement voix consultative, mais puisse intervenir d'une manière effective dans les discussions et avoir droit aux votes.

Dans ces réunions, le médecin de l'armée pourra remplir un rôle des plus utiles. Sa connaissance spéciale des manifestations épidémiques et des mesures prophylactiques à prendre dans les collectivités pourra être d'une grande utilité auprès de ses collègues. De plus, il renseignera la Commission sur l'état sanitaire des troupes et sera lui-même renseigné sur la santé générale de la population civile et les maladies régnantes, ainsi que sur les travaux édilitaires d'hygiène, l'état de l'eau, etc. Enfin, il représentera l'homme de l'art dont l'indépendance réelle pourra contribuer à éclairer bien des questions, à signaler d'une façon toujours correcte, mais ferme, les irrégularités préjudiciables à la santé de la garnison et par là même de la population.

Pour remplir cette fonction *indépendante* et *compétente*, le médecin militaire a besoin d'être encouragé, et cet appui pourrait lui être donné par la Commission supérieure consultative d'hygiène et d'épidémiologie militaires, instituée par le décret du 31 mai 1904.

Il serait désirable, pensons-nous, que le médecin militaire, membre des Conseils d'hygiène, eût la faculté de correspondre avec cette Commission supérieure, afin de prendre son avis dans les questions embarrassantes.

Pour stimuler le zèle de ces médecins et encourager leurs efforts, on pourrait les autoriser à fournir chaque année un rapport sur les opérations des Conseils d'hygiène ou des Commissions sanitaires, au point de vue de l'armée. Ce rapport indiquerait les questions relatives à tout ce qui intéresse la santé des troupes, traitées au sein de ces assemblées, ainsi que les désiderata formulés par le représentant médical de l'autorité militaire au sujet des épidémies, de l'hygiène urbaine, de l'eau potable, etc., et la suite donnée à ces desiderata. Ces rapports seraient adressés à la Commission consultative d'hygiène qui les examinerait et pourrait ainsi apprécier l'influence du médecin de l'armée sur les décisions des Conseils d'hygiène et des municipalités.

Ce rôle du médecin militaire, membre compétent et absolument indépendant des diverses Assemblées s'occupant de l'hygiène publique, nous paraît des plus important.

Et c'est par cette union, cette solidarité entre les pouvoirs publics et l'autorité militaire, que sera rendue plus effective la prophylaxie des maladies contagieuses, dont bénéficieront à la fois l'armée et les villes de garnison, c'est-à-dire toute la nation.